Floriane Arzouni

Guérison Émotionnelle
à travers les
Mantras Spirituels

Que la guérison vous illumine.

ISBN: 9798860641570

Dépôt légal : septembre 2023

Achevé d'imprimer par Amazon en septembre 2023

Sommaire :

Avant-propos

Ce livre vous plonge dans un voyage intérieur profond pour surmonter les blessures émotionnelles et trouver la paix intérieure. Ce livre puissant explore comment les mantras spirituels, des affirmations positives répétées, peuvent devenir des outils essentiels pour la guérison émotionnelle.

Floriane Arzouni livre des mantras, courts et simples, qui agissent comme des antidotes pour transformer les pensées négatives en pensées positives.

À travers des exemples concrets, l'auteur illustre comment les mantras peuvent être utilisés pour libérer des émotions bloquées, pardonner le passé, et cultiver la confiance en soi. Elle explore également comment les mantras peuvent aider à développer des relations saines, à se connecter à une source supérieure, et à créer une vie emplie de sens.

Le livre met l'accent sur la régularité et la persévérance dans la pratique des mantras pour obtenir des résultats durables.

"Guérison Émotionnelle à travers les Mantras Spirituels" est une ressource précieuse pour ceux qui cherchent à apaiser leurs émotions, à développer une plus grande résilience émotionnelle, et à trouver la sérénité intérieure grâce à la puissance des mantras spirituels. C'est un guide essentiel pour quiconque souhaite entreprendre un voyage de guérison émotionnelle et spirituelle.

L'utilisation des mantras au quotidien

L'utilisation efficace des mantras nécessite une approche intentionnelle et régulière. Voici comment un lecteur peut utiliser les mantras, comment les réciter et à quel moment :

Choisissez vos mantras :

Commencez par choisir des mantras qui résonnent avec votre objectif de guérison émotionnelle. Que ce soit pour développer la confiance en soi, cultiver l'amour-propre, ou apaiser l'anxiété, assurez-vous que les mantras correspondent à vos besoins spécifiques.

Créez un espace de calme :

Trouvez un endroit tranquille où vous pouvez vous concentrer sans être interrompu. La méditation est souvent un bon moment pour réciter des mantras, mais vous pouvez aussi le faire à tout moment de la journée où vous avez quelques instants de tranquillité.

Prenez une posture confortable :

Asseyez-vous ou allongez-vous dans une position qui vous permet de vous détendre, mais restez alerte. Vous pouvez fermer les yeux pour vous concentrer davantage. Et mettre de la musique, si cela vous est bénéfique.

Respirez profondément :

Avant de commencer à réciter le mantra, prenez quelques respirations profondes pour vous détendre et vous centrer. Mettez-vous dans un état d'esprit méditatif.

Récitez le mantra :

Récitez votre mantra à voix haute ou intérieurement, en vous concentrant sur chaque mot. Répétez-le lentement et clairement trois fois d'affiler. Laissez les mots résonner en vous. Vous pouvez répéter le même mantra plusieurs fois ou choisir plusieurs mantras à réciter en séquence.

Visualisez et ressentez :

Pendant que vous récitez le mantra, visualisez mentalement le résultat que vous souhaitez atteindre. Par exemple, si votre mantra est axé sur la confiance en soi, imaginez-vous accomplissant des actions avec confiance et succès. Ressentez les émotions positives associées à cette visualisation. Il est important d'intégrer en vous le ressenti afin que votre esprit puisse en être totalement imprégné.

Soyez patient et persévérant :

La guérison émotionnelle à travers les mantras peut prendre du temps. Soyez patient avec vous-même et persévérez dans votre pratique. Il peut falloir des semaines ou des mois avant de voir des résultats significatifs. Ne doutez pas des résultats.

<u>Intégrez les mantras dans votre quotidien :</u>

Utilisez-les comme rappel positif tout au long de la journée.

Tenez un journal ou inscrivez vos ressentis en-dessous de chaque mantra :

Notez vos expériences et vos réflexions après chaque séance de mantra. Cela peut vous aider à suivre votre progression et à ajuster vos mantras si nécessaire. Vous pouvez également écrire vos ressentis dans ce livre en -dessous de chaque mantra, l'auteure a laissé de la place sur chaque page, afin que vous puissiez vous exprimer librement.

Soyez ouvert(e) aux changements :

Soyez attentif(ve) aux changements dans vos pensées, vos émotions et vos comportements au fil du temps. Les mantras peuvent aider à débloquer des émotions refoulées et à favoriser la guérison émotionnelle. Notez également chaque détail qui change, que ce soit le domaine, le ressenti. Ainsi, vous construirez votre fil rouge évolutif.

L'application des mantras

Matinée Inspirante :

Commencez votre journée en récitant des mantras positifs qui vous mettent dans un état d'esprit positif. Par exemple, "Je suis prêt(e) à embrasser une journée de réussite" ou "Aujourd'hui, je choisis la paix intérieure."

Méditation Matinale :

Intégrez les mantras dans votre routine de méditation matinale. Asseyez-vous en silence, récitez votre mantra et méditez dessus pendant quelques minutes pour vous centrer et vous préparer mentalement pour la journée.

Pause au Travail :

Si vous travaillez, prenez de courtes pauses pour réciter vos mantras lorsque vous vous sentez stressé(e) ou submergé(e). Cela peut vous aider à rester calme et concentré(e) pendant la journée.

Mantras de réconfort :

En cas de moments de doute ou de tristesse, utilisez des mantras qui apaisent vos émotions. Par exemple, "Je suis en sécurité" ou "Je me choisis, même dans les moments difficiles."

Rappels sur Mobile :

Programmez des rappels sur votre téléphone pour réciter vos mantras à des moments clés de la journée. Ces notifications peuvent vous aider à rester sur la bonne voie.

Mantras de Gratitude :

Avant de vous coucher, récitez des mantras de gratitude pour reconnaître les aspects positifs de votre journée. "Je suis reconnaissant(e) pour les expériences positives d'aujourd'hui."

Journaling Mantra :

Tenez un journal où vous écrivez vos mantras, vos réflexions et vos sentiments. Écrire renforce votre engagement envers la pratique et vous permet de suivre votre évolution émotionnelle.

Partagez avec d'autres :

Partagez vos mantras avec des amis ou des proches. Vous pouvez même créer un groupe de soutien où vous partagez vos mantras et discutez de vos expériences.

Flexibilité et Adaptation :

Soyez flexible dans l'application de vos mantras. Adaptez-les en fonction de vos besoins du moment. Les mantras sont des outils personnels, adaptez-les en fonction de votre cheminement émotionnel.

En intégrant les mantras dans votre quotidien de manière intentionnelle et régulière, vous pouvez créer un environnement mental positif, renforcer votre confiance en vous, apaiser vos émotions et favoriser la guérison émotionnelle. L'important est de rester engagé(e) dans cette pratique pour en récolter les bénéfices au fil du temps.

1

Mantras pour le lâcher prise

Ces mantras peuvent vous aider à cultiver un état d'esprit de lâcher prise, de calme et de sérénité. Choisissez ceux qui résonnent le mieux avec vous et répétez-les régulièrement pour renforcer votre pratique.

Répétez ces mantras régulièrement pour cultiver le lâcher prise dans votre vie quotidienne.

N'hésitez pas à choisir ceux qui résonnent le plus avec vous et à les utiliser comme un rappel quotidien pour le lâcher prise.

Je libère le passé et embrasse le présent.

La paix réside dans l'acceptation.

Je laisse aller ce que je ne peux pas
controler.

Mon esprit est calme, mon cœur est léger.

Chaque souffle m'apporte la sérénité.

Je fais confiance au flux de la vie.

Lâcher prise, c'est trouver la liberté intérieure.

J'accepte ce qui est et je trouve la paix en moi.

Chaque moment est un nouveau commencement.

La vie se déroule parfaitement à
son propre rythme.

Je choisis la paix au lieu du stress.

Mon bonheur dépend de ma paix intérieure, pas des circonstances extérieures.

Je me détends et je laisse la vie
suivre son cours.

La confiance en moi grandit
lorsque je lâche prise.

Je libère les soucis et je trouve la clarté.

Chaque moment est une
opportunité de recommencer.

Je m'ouvre à la beauté de l'instant présent.

La sérénité est ma boussole intérieure.

Je suis en harmonie avec le flux de
la vie.

Je suis libre de toute attache, je suis léger et paisible.

Je libère le besoin de tout contrôler.

Chaque moment est une nouvelle chance de trouver la tranquillité.

Mon bonheur réside dans le
moment présent.

Je fais confiance au processus de la vie.

Je relâche la tension et j'embrasse la détente.

Lâcher prise, c'est embrasser la simplicité.

Je trouve la paix en laissant aller.

La liberté intérieure est mon trésor
le plus précieux.

Mon esprit est comme l'eau, fluide
et apaisant.

Je suis en équilibre avec le flux
naturel de la vie.

2

Mantras pour se reconnecter à son enfant intérieur.

Ces mantras peuvent vous aider à créer un espace intérieur aimant et guérisseur pour votre enfant intérieur, favorisant ainsi votre épanouissement personnel. Prenez le temps de réfléchir à ces affirmations et de les répéter régulièrement pour renforcer cette connexion positive.

Utilisez ces mantras comme des affirmations pour renforcer votre connexion avec votre enfant intérieur, pour guérir les blessures du passé et pour rétablir l'équilibre et la joie dans votre vie actuelle.

Répétez-les régulièrement pour renforcer cette connexion.

Je prends soin de mon enfant intérieur avec amour et compassion.

Mon enfant intérieur est une partie
précieuse de moi-même.

Je choisis de rétablir la joie et l'innocence de mon enfant intérieur.

Mon enfant intérieur mérite d'être
entendu, aimé et choyé.

La guérison de mon enfant
intérieur nourrit ma paix intérieure.

Je crée un espace sûr pour mon enfant intérieur de s'exprimer.

L'enfant en moi est source de
créativité et de spontanéité.

Mon enfant intérieur guide mes
choix avec authenticité.

J'accepte et j'honore mon enfant intérieur.

Mon enfant intérieur est une source
de sagesse et de vérité.

Je suis attentif(ve) aux besoins émotionnels de mon enfant intérieur.

Mon enfant intérieur mérite
l'amour et la sécurité.

La guérison de mon enfant intérieur ouvre la voie à ma croissance personnelle.

Mon enfant intérieur est une source d'inspiration et de créativité.

Je choisis de libérer les blessures de mon enfant intérieur pour vivre pleinement.

Mon enfant intérieur est libre
d'exprimer ses émotions en toute
sécurité.

Je suis en harmonie avec l'innocence et la curiosité de mon enfant intérieur.

Mon enfant intérieur est un guide précieux sur le chemin de la guérison.

J'accueille l'amour inconditionnel de mon enfant intérieur dans ma vie.

La connexion avec mon enfant intérieur nourrit mon âme et mon bonheur.

Mon enfant intérieur est une source
de pureté et d'authenticité.

Je célèbre l'innocence et la
créativité de mon enfant intérieur.

La guérison de mon enfant
intérieur ouvre la porte à l'amour et
à la joie.

J'écoute attentivement les désirs et
les besoins de mon enfant intérieur.

Mon enfant intérieur est la clé de
ma véritable essence.

Je choisis de pardonner et d'aimer
mon enfant intérieur blessé.

Mon enfant intérieur guide mes
choix vers des expériences joyeuses.

La connexion avec mon enfant intérieur est une source de force et de réconfort.

Je suis en harmonie avec l'énergie ludique et imaginative de mon enfant intérieur.

Mon enfant intérieur est un cadeau
précieux que je chéris.

3

Mantras pour se relever d'un chagrin.

Ces mantras peuvent vous aider à traverser le chagrin en douceur et à favoriser la guérison émotionnelle. Répétez-les régulièrement pour vous rappeler que la guérison est possible.
Utilisez ces mantras comme un soutien dans votre processus de guérison face au chagrin. Le chagrin est un sentiment naturel et ces affirmations peuvent vous aider à traverser cette période difficile avec compassion et espoir. Chaque jour est une nouvelle opportunité de trouver la paix intérieure.

Je permets à mes émotions de s'exprimer et de se libérer.

La guérison commence par
l'acceptation de ma douleur.

Chaque larme est un pas vers la guérison de mon cœur.

Je suis en train de guérir, un jour à la fois.

Mon chagrin est un passage vers un
avenir plus lumineux.

Je choisis de me pardonner et de me libérer du fardeau du chagrin.

La guérison m'ouvre la porte à un amour plus profond pour moi-même.

Mon cœur se reconstruit avec force
et résilience.

La paix intérieure est ma destination, la guérison est mon chemin.

Je trouve la lumière dans l'obscurité
de mon chagrin.

La douleur du chagrin n'est que temporaire, la guérison est éternelle.

Mon cœur se renforce à mesure
que je guéris de mon chagrin.

Je suis en train de transformer ma douleur en sagesse.

La guérison est un processus de
réparation de mon âme.

Je trouve la force d'aller de l'avant
malgré le chagrin.

Chaque jour, je trouve un peu plus
de paix dans mon cœur.

La guérison m'offre la possibilité de créer un nouveau départ.

Mon amour-propre grandit à
mesure que je guéris.

Je suis entouré(e) de soutien et d'amour pendant ma guérison.

La douceur et la patience me
guident dans ma guérison.

Chaque étape de ma guérison me rapproche de la paix intérieure.

La compassion envers moi-même
est ma clé pour guérir.

Je permets à la douleur de partir
pour faire place à la guérison.

Mon cœur trouve la réparation
dans l'amour et la compréhension.

La guérison m'ouvre la porte à de nouvelles possibilités.

Je libère le passé pour créer
un avenir plus joyeux.

Ma résilience grandit à mesure que
je guéris.

Je suis en train de renaître à travers
ma guérison.

Le chagrin ne me définit pas, ma
guérison le fait.

La lumière brille toujours, même dans les moments les plus sombres.

4

Mantras pour attirer la réussite.

Ces mantras peuvent vous aider à rester concentré(e) sur la réalisation de vos objectifs de succès. La confiance en votre propre capacité à réussir est un élément clé de la réussite.

Continuez à les répéter régulièrement pour renforcer votre détermination et votre confiance en vous. La croyance en votre capacité à réussir est essentielle pour atteindre vos objectifs.

Je suis le créateur de ma réussite.
La réussite est mon objectif et ma
réalité.

Chaque jour, je m'approche de mon succès.

Je suis aligné(e) avec l'abondance et le succès.

La réussite est le reflet de ma persévérance.

Je mérite le succès et je l'attire
naturellement.

Je trouve des opportunités de
réussite partout.

Mon esprit est un aimant pour le succès.

Je suis prêt(e) à réaliser mes rêves
avec succès.

La réussite est un voyage, et j'en embrasse chaque étape.

Mon succès est une question de perséverance et de détermination.

Je suis en train de créer ma propre
success story.

Le succès est un choix que je fais
chaque jour.

Chaque échec est une étape vers
mon succès ultime.

Je suis le maître de mon destin et le
capitaine de mon âme.

La réussite est mon compagnon de route fidèle.

Je choisis de penser en termes de possibilités et de réussite.

Je suis ouvert(e) à toutes les
opportunités de réussite.

La réussite m'entoure et me guide
vers mes objectifs.

Je crois en moi et en mon potentiel de réussite.

Le succès est le résultat de mon travail acharné et de ma détermination.

Je crée ma propre voie vers le succès.

La réussite est une question de
vision et d'action.

Je suis aligné(e) avec l'abondance et la prospérité.

Chaque obstacle est une opportunité déguisée pour le succès.

Je célèbre mes petites victoires en chemin vers la grande réussite.

Mon succès inspire les autres à réaliser leurs rêves.

Je mérite le succès et je l'accueille
dans ma vie.

Je suis un aimant à opportunités et à réussite.

Le succès est ma destinée naturelle.

5

Mantras pour intégrer la gratitude.

Ces mantras peuvent vous aider à intégrer la gratitude dans votre quotidien et à en récolter les bienfaits sur votre bien-être mental et émotionnel. Pratiquer régulièrement ces mantras de gratitude peut vous aider à créer un état d'esprit positif et à apprécier davantage la richesse de votre vie.

Je suis reconnaissant(e) pour
chaque instant de ma vie.

La gratitude est la clé de ma paix intérieure.

Chaque jour, je trouve des raisons
d'être reconnaissant(e).

La gratitude remplit mon cœur et éclaire mon chemin.

Je suis reconnaissant(e) pour les leçons que chaque jour m'apporte.

La gratitude transforme ce que j'ai
en suffisance.

Mon esprit est un jardin de
gratitude en constante croissance.

Je choisis de voir la beauté et la
bonté qui m'entourent.

La gratitude est ma devise
quotidienne.

Je suis reconnaissant(e) pour la richesse de l'instant présent.

La gratitude est une attitude qui
transforme ma vie.

Je suis reconnaissant(e) pour toutes
les bénédictions qui m'entourent.

La gratitude est le fondement de mon bonheur.

Chaque jour est une occasion de
célébrer la gratitude.

Je suis en harmonie avec l'abondance de l'univers.

La gratitude ouvre la porte à la joie
et à la paix intérieure.

Je remercie chaque expérience,
qu'elle soit positive ou négative,
pour les leçons qu'elle m'apporte.

La gratitude me connecte à la magie
de la vie.

Je choisis de commencer et de terminer chaque jour avec gratitude.

La gratitude est ma superpuissance
secrète.

La gratitude est ma clé vers la paix intérieure.

Je trouve la joie dans les petites choses et je les célèbre.

La gratitude est un cadeau que je m'offre chaque jour.

Je suis reconnaissant(e) pour le présent, le passé et l'avenir.

La gratitude est un pont vers
l'amour et la connexion.

Chaque jour est une occasion de
remercier pour la vie.

Je suis en train de devenir une personne plus heureuse grâce à la gratitude.

La gratitude transforme les défis en opportunités.

Je célèbre la beauté qui m'entoure
avec un cœur reconnaissant.

La gratitude éclaire mon chemin et
guide mes actions.

6

Mantras pour cultiver le bonheur.

Ces mantras peuvent vous aider à maintenir une attitude positive et à cultiver une vie plus heureuse. Le bonheur est un choix que vous pouvez faire chaque jour.

Pratiquez ces mantras régulièrement pour ancrer la pensée positive et le bonheur dans votre vie quotidienne. Le bonheur est un état d'esprit que vous pouvez cultiver et nourrir.

Le bonheur est mon droit de naissance.

Je choisis d'être heureux chaque jour.

Mon bonheur dépend de mon état
d'esprit.

Le bonheur se trouve dans l'appréciation de l'instant présent.

Je célèbre les petits moments de joie.

Le bonheur réside dans la gratitude.

Je mérite d'être heureux et épanoui(e).

Chaque jour, je crée ma propre
source de bonheur.

Je trouve la paix intérieure en choisissant d'être heureux.

Le bonheur est un voyage, pas une destination.

Le bonheur est mon état naturel.

Chaque jour, je trouve des raisons
d'être joyeux(se).

Je choisis de libérer tout ce qui m'empêche d'être heureux(se).

Le bonheur est positif, je choisis de
répandre la joie.

Mon cœur est léger, mon esprit est heureux.

Je suis le maître de mon propre bonheur.

Je trouve la joie dans les petites
choses de la vie.

Le bonheur est un choix que je fais
chaque jour.

Je mérite d'avoir une vie heureuse
et épanouissante.

La clé du bonheur est d'aimer et
d'accepter qui je suis.

Le bonheur est une énergie que je
nourris en moi.

Je trouve la beauté et la joie dans chaque journée.

Mon bonheur ne dépend pas des
circonstances extérieures.

Je choisis d'apprécier le voyage, pas seulement la destination.

Le bonheur est une attitude que je
cultive avec gratitude.

Je suis ouvert(e) à recevoir et à donner du bonheur.

La joie remplit mon cœur et
illumine ma vie.

Je célèbre la vie et je trouve le
bonheur en elle.

Je suis le gardien de mon propre bonheur.

Le bonheur est un cadeau que je m'offre chaque jour.

7

Mantras pour travailler la résilience.

Utilisez ces mantras comme des rappels pour développer et renforcer votre résilience face aux défis de la vie. La résilience est une qualité puissante qui peut vous aider à surmonter les obstacles et à vous épanouir.

Ces mantras peuvent vous aider à avancer sur votre chemin de vie de façon pérenne.

Je suis résilient(e) face à l'adversité.

Chaque défi renforce ma force intérieure.

Je transforme les obstacles en
opportunités.

La résilience est le carburant de ma croissance personnelle.

Je rebondis avec grâce face aux tempêtes de la vie.

Mon esprit est souple et capable de s'adapter.

Je suis plus fort(e) que mes défis.

La résilience est mon pouvoir.

Chaque épreuve est une occasion
de grandir.

Je m'épanouis dans l'adversité.

Ma résilience est mon ancre dans les moments difficiles.

Chaque épreuve est une opportunité de devenir plus fort(e).

Je fais face à l'adversité avec
courage et détermination.

La résilience est la clé de ma
croissance personnelle.

Je transforme les défis en leçons et en opportunités.

Mon esprit est inébranlable dans la tempête.

Je choisis de rebondir plus haut à chaque chute.

La résilience me guide vers un
avenir meilleur.

Je m'adapte, je persiste, je prospère.

Ma force intérieure est ma
meilleure alliée.

Mon esprit est comme une liane,
flexible mais solide.

La résilience m'élève au-dessus de l'adversité.

Je suis capable de me relever
encore plus fort(e) à chaque chute.

La confiance en ma résilience me
guide vers la réussite.

Chaque défi est une occasion de briller davantage.

Je trouve la force au cœur de l'adversité.

La résilience est ma réponse à la vie.

Je suis une force inébranlable de persévérance.

Mon chemin est pavé de ma
résilience.

Je suis résilient(e) par nature, et je
prospère dans l'adversité.

8

Mantras pour contrer les pensées négative.

Utilisez ces mantras comme des outils pour vous aider à transformer les pensées négatives en pensées positives et à cultiver un état d'esprit plus constructif et épanouissant. La positivité peut renforcer votre bien-être mental et émotionnel. Pratiquez régulièrement ces mantras pour créer un état d'esprit positif avec force et optimisme.

Je choisis des pensées positives qui
nourrissent mon esprit.

Je suis plus fort(e) que mes pensées négatives.

Chaque pensée négative est une
opportunité de grandir.

Mon esprit est un jardin, je cultive des pensées positives.

Je remplace les pensées négatives par des pensées constructives.

La positivité est mon état d'esprit naturel.

Je mérite des pensées bienveillantes
envers moi-même.

Chaque jour, je nourris mon esprit avec des pensées de gratitude.

Je suis conscient(e) de mes pensées et je choisis la positivité.

Je suis en train de reprogrammer mon esprit vers l'optimisme.

Je choisis de voir les défis comme des opportunités de croissance.

La lumière de la positivité chasse
l'obscurité des pensées négatives.

Je suis maître de mon esprit, je choisis
la paix intérieure.

Chaque pensée négative est une invitation à la réflexion positive.

Je nourris mon esprit avec des pensées
de confiance et d'estime de soi.

La positivité est une force qui guide
mes actions.

Je transforme mes pensées négatives en combustible pour la motivation.

Mon esprit est un miroir, je reflète la
beauté de la vie.

Je suis en harmonie avec l'énergie de la pensée positive.

La positivité est le fondement de ma vie équilibrée.

Je prends le contrôle de mon esprit et je
le remplis de positivité.

Les pensées négatives n'ont aucun
pouvoir sur ma paix intérieure.

Je cultive la confiance en moi à travers des pensées bienveillantes.

La négativité n'a pas de place dans ma vie. Je choisis la positivité.

Chaque pensée positive renforce ma
résilience mentale.

Je suis le gardien de mon bien-être
mental, je chasse les pensées sombres.

Je mérite de vivre une vie empreinte de pensées lumineuses.

Je célèbre chaque petite victoire sur les pensées négatives.

La positivité est ma boussole, elle me guide vers le succès.

Mon esprit est un terrain fertile pour les pensées positives.

9

Mantras pour se connecter à l'amour.

Ces mantras peuvent vous aider à maintenir une attitude d'amour, de compassion et d'ouverture dans votre vie quotidienne. L'amour est une source infinie de joie et de connexion.

Utilisez ces mantras comme des rappels pour cultiver l'amour envers vous-même et envers les autres, et pour créer des relations positives et épanouissantes dans votre vie. L'amour est une énergie puissante qui peut apporter de la joie et de la guérison.

L'amour est ma boussole intérieure.

Je suis digne d'amour et de compassion.

Mon cœur est ouvert à l'amour
inconditionnel.

Je choisis d'aimer et d'être aimé(e)
chaque jour.

L'amour est la force la plus
puissante de l'univers.

Je répands l'amour partout où je vais.

L'amour guérit et transforme ma vie.

Je suis un aimant à amour et à
relations positives.

Chaque acte d'amour crée un
monde meilleur.

L'amour est ma véritable nature.

Je choisis l'amour plutôt que la peur.

L'amour est la réponse à toute
question.

Mon cœur est un réservoir infini d'amour.

L'amour transcende les frontières
de l'ego.

Je suis connecté(e) à l'amour
universel.

L'amour que je donne revient vers
moi multiplié.

L'amour est un flux constant dans ma vie.

Je suis reconnaissant(e) pour les liens d'amour qui m'entourent.

Chaque jour, je cultive un jardin d'amour dans mon cœur.

L'amour est la clé de ma paix
intérieure.

Mon amour est une lumière qui illumine mon chemin et celui des autres.

Je suis un canal d'amour et de bienveillance.

L'amour est ma réponse à toute
situation.

Je choisis d'aimer même en face de
la difficulté.

Mon amour transforme les défis en opportunités de croissance.

L'amour inonde mon cœur et guérit
toutes les blessures.

Je suis en train de devenir une meilleure version de moi-même grâce à l'amour.

L'amour est ma force, ma foi et ma vérité.

Je suis en harmonie avec l'énergie
de l'amour universel.

L'amour est la clé de ma joie et de
mon épanouissement.

10

Mantras pour trouver la paix intérieure.

Ces mantras sont conçus pour vous aider à maintenir un état d'esprit de paix intérieure et à trouver la tranquillité au sein de vous-même, quelle que soit la situation. Répétez-les régulièrement pour renforcer cet état d'être.

Utilisez ces mantras comme des rappels pour maintenir votre paix intérieure, même lorsque vous êtes confronté(e) à des situations stressantes ou chaotiques. La pratique quotidienne peut vous aider à rester calme et centré(e).

Ma paix intérieure est ma plus grande richesse.

Je trouve la tranquillité en moi-même.

La paix commence en moi et
rayonne autour de moi.

Je suis serein(e) face aux défis de la vie.

Je libère toutes les pensées qui perturbent ma paix intérieure.

Chaque souffle m'apporte la quiétude.

La paix est mon refuge intérieur en tout temps.

Je suis en harmonie avec mon être intérieur.

Je laisse le calme guider mes actions.

La paix est un cadeau que je
m'offre chaque jour.

Mon esprit est un havre de paix et de sérénité.

La paix est ma boussole intérieure.

Je choisis la tranquillité même au milieu du chaos.

Je relâche toutes les tensions et
trouve l'harmonie.

Mon cœur est calme, mon esprit est clair.

Je suis en équilibre avec l'univers.

La paix intérieure est ma plus
grande force.

Chaque jour, je cultive la quiétude en moi.

Je suis libre de tout souci, je suis en paix.

La paix émane de mon être et
apaise mon entourage.

La paix intérieure est mon trésor le
plus précieux.

Je suis en communion avec la quiétude de mon âme.

Je laisse aller les soucis et je me
fonds dans la tranquillité.

La paix est ma réponse à tout.

Je trouve la sérénité dans l'instant présent.

Chaque jour, je suis plus en paix
avec moi-même.

Mon esprit est une oasis de calme.

Je suis le gardien de ma propre paix
intérieure.

La paix est une vibration que j'incarne.

Je suis en paix avec qui je suis et où je suis.

11

Mantras pour vivre pleinement la guérison.

Ces mantras sont conçus pour vous aider à vous rappeler que la guérison est possible et qu'il est important de vous traiter avec bienveillance et patience dans ce processus.

Ces mantras peuvent vous accompagner tout au long de votre voyage de guérison, vous rappelant votre capacité à surmonter les traumatismes et à retrouver votre équilibre intérieur.

Je suis plus fort(e) que mes traumatismes.

Chaque jour, je guéris un peu plus.

La guérison est mon pouvoir
intérieur.

Mon passé ne définit pas mon avenir.

Je choisis l'avenir et la paix
intérieure.

Je me libère de l'emprise du traumatisme.

Mon courage m'élève au-dessus de mes épreuves.

La lumière de la guérison brille en
moi.

Je suis en train de reprendre le contrôle de ma vie.

Chaque pas vers la guérison est un
pas vers la liberté.

Je libère le passé pour accueillir un
avenir plus lumineux.

La guérison commence à l'intérieur
de moi.

Chaque jour, je me rapproche de
ma propre rédemption.

La compassion envers moi-même
est ma clé vers la guérison.

Je transforme ma douleur en force
et en résilience.

Je suis en train de guérir en profondeur, à mon propre rythme.

Je mérite la paix et la sécurité dans ma vie.

Mon histoire de guérison inspire les autres.

La lumière brille toujours, même dans les moments les plus sombres.

Je suis en train de reconstituer les morceaux de ma vie.

Je choisis la réparation plutôt que la
répétition.

Mon bien être est une source
infinie de pouvoir.

Chaque jour, je me libère un peu
plus du poids du passé.

La douleur ne définit pas qui je
suis, ma guérison le fait.

Je suis en train de transformer mes cicatrices en force.

Je suis sur le premier pas vers la guérison.

Je trouve la paix en avançant loin du passé.

La guérison est mon objectif.

Je suis en train de me reconstruire,
plus fort(e) que jamais.

Mon avenir est rempli de possibilités de guérison et de croissance.

12

Mantras pour le pardon.

Ces mantras peuvent vous aider à cultiver une attitude de pardon, à vous libérer du poids du ressentiment et à trouver la paix intérieure. Pratiquez-les régulièrement pour renforcer votre capacité à pardonner.

Grâce à ces mantras, vous ressentirez une libération émotionnelle.

Je choisis de pardonner pour libérer
mon propre cœur.

Le pardon est une source de liberté
et de paix intérieure.

Mon pardon est un acte de compassion envers moi-même.

Je libère le passé pour créer un
avenir plus lumineux.

Le pardon est ma clé pour guérir et avancer.

Je choisis de pardonner, même si je
n'oublie pas.

Le pardon me libère du fardeau de
la rancune.

Je suis en harmonie avec l'énergie
du pardon.

Le pardon m'ouvre la porte à de
nouvelles possibilités.

Le pardon est un cadeau que je m'offre.

Le pardon est un chemin vers la
liberté émotionnelle.

Mon cœur s'allège à mesure que je pardonne.

Je choisis le pardon pour briser les chaînes du ressentiment.

Le pardon ouvre la voie à la guérison et à la croissance.

Je suis en train de transformer ma douleur en pardon.

Le pardon est un acte de courage.

Je laisse derrière moi le fardeau du
passé grâce au pardon.

Le pardon est une source de force intérieure.

Je suis capable de pardonner et de me libérer.

Le pardon est ma clé pour vivre en
paix avec moi-même.

Le pardon est une source de guérison pour mon âme.

Je choisis le pardon pour vivre une vie plus légère.

Mon cœur s'ouvre à la grâce du
pardon.

Le pardon me permet de passer à autre chose avec sagesse.

Je libère les autres de mes attentes
en pratiquant le pardon.

Le pardon est un pont vers la réconciliation.

Je pardonne pour retrouver la paix
en moi-même.

Le pardon est un cadeau que je
m'offre avec amour.

Je suis en harmonie avec l'énergie
du pardon et de l'amour.

Le pardon transforme la douleur en une leçon de vie précieuse.

Ces mantras peuvent vous aider à maintenir une attitude de pardon et de libération émotionnelle.

Répétez-les régulièrement pour vous guider sur le chemin du pardon et de la paix intérieure.

L'autrice :

Floriane Arzouni, née le 18 octobre 1985, est une auteure française dont le parcours artistique s'oriente principalement vers la création d'oracles et l'écriture de livres dans le domaine de la spiritualité.

Elle partage ses expériences et son savoir à travers ses œuvres.

Bibliographie :

Guérison émotionnelle à travers des mantras spirituels, autoédition, 2023.

Eko Lars et le livre rouge, roman, autoédition 2023.

Le livre des légendes urbaines, Éditions Kiwi, 2023.

Les arts divinatoires oubliés, Éditions De Vinci, 2023.

Rescapée, Éditions Kiwi, 2022.

Ces mots que nous pouvons dire à nos défunts, Éditions Jouvence, 2022.

L'oracle des esprits, Éditions Kiwi, 2022.

Message de vos Défunts, oracle, Groupe Guy Trédaniel, Éditions Exergue, 2022.

L'appel des sorcières, oracle, Groupe Guy Trédaniel, Éditions Exergue, 2021.

Révélez la voyante qui sommeille en vous, Éditions Ellébore, 2021.

Discuter (enfin) tranquillement avec les défunts, Groupe Guy Trédaniel, Éditions Exergue, 2019.

Contact auteure : <u>florianearzouni@gmail.com</u>

<u>Instagram :</u> floriane.arzouni

Printed in France by Amazon
Brétigny-sur-Orge, FR

17610276R00221